BEI GRIN MACHT SICH IHR WISSEN BEZAHLT

- Wir veröffentlichen Ihre Hausarbeit, Bachelor- und Masterarbeit

- Ihr eigenes eBook und Buch - weltweit in allen wichtigen Shops

- Verdienen Sie an jedem Verkauf

Jetzt bei www.GRIN.com hochladen und kostenlos publizieren

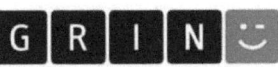

Ernährungsassoziierte Erkrankungen. Ernährungstherapiekonzept für einen Kunden

Christine Frick

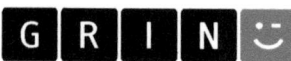

Bibliografische Information der Deutschen Nationalbibliothek:

Die Deutsche Nationalbibliothek verzeichnet diese Publikation in der Deutschen Nationalbibliografie; detaillierte bibliografische Daten sind im Internet über http://dnb.d-nb.de abrufbar.

ISBN: 9783346986061
Dieses Buch ist auch als E-Book erhältlich.

Druck und Bindung: Books on Demand GmbH, Norderstedt Germany
Gedruckt auf säurefreiem Papier aus verantwortungsvollen Quellen

Das vorliegende Werk wurde sorgfältig erarbeitet. Dennoch übernehmen Autoren und Verlag für die Richtigkeit von Angaben, Hinweisen, Links und Ratschlägen sowie eventuelle Druckfehler keine Haftung.

Das Buch bei GRIN: https://www.grin.com/document/1433307

IU Internationale Hochschule

Fernstudium

Bachelor of Science Ernährungswissenschaften

Fallstudie

Ernährungsassoziierte Erkrankungen

Ernährungstherapiekonzept für Herrn K.

I Inhaltsverzeichnis

II Abkürzungsverzeichnis   III

III Tabellenverzeichnis   IV

1 Einleitung   1

   1.1 Die Problematik   *1*

   1.2 Veranschaulichung der Ausgangssituation   *1*

   1.3 Ziel und Aufbau der Fallstudie   *1*

   1.4 In die Studie einbezogene Leitlinien   *2*

2 Anamnese und Analyse   2

   2.1 Anamnese von Herrn K. anhand vorliegender Daten   *2*

   2.2 Analyse der vorliegenden Anamnesedaten   *3*

3 Der Gesundheitszustand   5

   3.1 Einschätzung des Gesundheitszustandes von Herrn K.   *5*

   3.2 Fehlende Laborparameter   *5*

   3.3 Risikoabschätzung   *6*

   3.4 Metabolisches Syndrom   *7*

4 Therapie   7

   4.1 Therapieziele für Herrn K.   *7*

   4.2 Berechnung des Gesamtenergiebedarfs für Herrn K.   *8*

   4.3 Ernährungsempfehlung anhand vorliegender Werte   *9*

   4.4 Individueller Ernährungsplan für Herrn K.   *9*

5 Bewegungs- und Verhaltenstherapie   11

6 Fazit und Diskussion   11

IV Literaturverzeichnis   IV

II Abkürzungsverzeichnis

BMI .... Body Mass Index

En% .... Energieprozent

gamma-GT .... gamma-Glutamyltranspeptidase

GOT .... Glutamat-Oxalacetat-Transferase

GPT .... Glutamat-Pyruvat-Transaminase

HDL .... high density lipoprotein

LDL .... low density lipoprotein

mmHg .... Millimeter-Quecksilbersäule

mmol/L .... Millimol pro Liter

NT-pro BNP .... N-Terminal pro_Brain Natriuretic Peptide

PAL .... physical activity level

TG. .... Triglyceride

TSH .... Thyreoidea-stimulierendes Hormon

U/l. .... Units pro Liter

III Tabellenverzeichnis

TABELLE 1 ANAMNESE HERR K. 2

TABELLE 2 EINTEILUNG BMI FÜR ERWACHSENE.. 3

TABELLE 3 TAILLENUMFANG UND RISIKO FÜR STOFFWECHSELERKRANKUNGEN................................. 3

TABELLE 4 KLASSIFIKATION VON BLUTDRUCKBEREICHEN 4

TABELLE 5 KLASSIFIKATION VON HYPERTRIGLYCERIDÄMIEN 4

TABELLE 6 KLASSIFIKATION ALKOHOLKONSUM... 4

TABELLE 7 AGLA-RISIKO-SCORE 7

TABELLE 8 THERAPIEZIEL HERR K. 8

TABELLE 9 INDIVIDUELLER ERNÄHRUNGSPLAN, HERR K. 10

1 Einleitung

1.1 Die Problematik

Überernährung ist ein zunehmendes Gesundheitsproblem in Industrie- und Schwellenländern, das in den letzten vier Jahrzehnten durch sitzende Tätigkeiten bei der Arbeit, den Medienkonsum und durch die Produktion von Lebensmittel mit geringem Sättigungswert und hoher Energiedichte verursacht wurde. Übergewicht und Adipositas haben dabei stark zugenommen. Soziale Schichtzugehörigkeit, psychosoziale Stressfaktoren, finanzielle Ressourcen und Einstellungen zum Körper sowie zur Gesundheit, tragen wesentlich zur Problematik der Überernährung bei (Föller et al., 2021, S. 206). Fast zwei Drittel der Männer und die Hälfte der Frauen in Deutschland leiden unter Übergewicht, während fast ein Viertel der Bevölkerung als adipös gilt. Adipositas ist ein schnell wachsendes Gesundheitsproblem, besonders im Alter, und geht oft mit Begleiterkrankungen wie Diabetes mellitus, Herz-Kreislauf-Erkrankungen und Gelenkbeschwerden einher. Das belastet sowohl die Betroffenen als auch das Gesundheitssystem erheblich (Deutsche Gesellschaft für Ernährung, 2014, S. 1). In Bezug auf diese Problematik wird im Folgenden anhand einer Fallstudie ein individuelles Ernährungskonzept inklusive eines eintägigen Ernährungsplanes für einen fiktiven Patienten (Herrn K.) erstellt und diskutiert.

1.2 Veranschaulichung der Ausgangssituation

Herr K. ist 48 Jahre alt und starker Raucher (~20 Zigaretten pro Tag). Er arbeitet täglich 8 bis 10 Stunden sitzend im Büro und fühlt sich oft müde und matt. In letzter Zeit hat er auch häufig Kopfschmerzen und bemerkt, dass seine Beine unterhalb des Knies angeschwollen sind. Er hat beschlossen, einen Arzt aufzusuchen, um sich untersuchen zu lassen und die Ursache seiner Beschwerden zu ermitteln. Bei der körperlichen Untersuchung zeigte sich, dass Herr K. übergewichtig ist und sein Blutdruck erhöht ist. Eine Blutuntersuchung ergab einen erhöhten Triglyceride(TG)-Spiegel. Eine Ultraschalluntersuchung der Beine zeigte keine Anzeichen für pathologisch vergrößerte Venen. Herr K. wurde von seinem Hausarzt aufgrund seines Übergewichtes zusätzlich zur ärztlichen Behandlung an eine Ernährungsberaterin überwiesen.

1.3 Ziel und Aufbau der Fallstudie

In dieser Fallstudie soll der gesundheitliche Zustand von Herrn K. anhand vorgegebener Daten eingeschätzt und ein Ernährungstherapiekonzept inklusive eines Ernährungsplans erarbeitet werden. Das Ziel ist es, Herrn K. in der Beratung die Möglichkeiten aufzuzeigen, seine bestehenden ernährungsabhängigen Erkrankungen mit diätischen Maßnahmen begrenzen, bessern bzw. heilen zu können. Damit soll die durch die Erkrankung verloren gegangene Lebensqualität weitgehend wiederhergestellt werden (Lückerath & Müller, 2014, S. 56). Die Fallstudie besteht aus sechs Abschnitten: Anamnese und Analyse, Gesundheitszustand, Therapie, Bewegungs- und Verhaltenstherapie, Fazit und Diskussion. Dabei werden anamnestische Informationen analysiert, Therapieziele und

Ernährungsempfehlungen anhand nachfolgender Leitlinien bestimmt und ein individueller Ernährungsplan für Herrn K. erstellt. Abschließend erfolgt eine Fazit und eine Diskussion.

1.4 In die Studie einbezogene Leitlinien

- o Leitlinie S3 zur ‚Prävention und Therapie von Adipositas' (Deutsche Adipositas-Gesellschaft et al., 2014)
- o ESH/ESC-Guidelines zur arteriellen Hypertonie (Weber, 2019)
- o S3-Leitlinie ‚Screening, Diagnose und Behandlung alkoholbezogener Störungen' (Amann et al., 2020)
- o S2k-Leitlinie, Erhöhter TSH-Wert in der Hausarztpraxis (Schübel et al., 2016)
- o ESH/EAS-Guidelines zur Diagnostik und Therapie der Dyslipidämien (European Society of Cardiology & Deutsche Gesellschaft für Kardiologie, 2019)

2 Anamnese und Analyse

2.1 Anamnese von Herrn K. anhand vorliegender Daten

Frau K. hat Anfang Januar 2023 die Terminvergabestunde der Ernährungsberatung aufgesucht, um einen Termin für ihren Ehemann zu vereinbaren. Im Rahmen dieses Termins wurden ihr ein Patientendatenbogen und ein Formular zur Einwilligung in die Datengrundschutzverordnung (Blumenschein & Klein, 2019, S. 115) für ihren Mann ausgehändigt. Sie wurde gebeten, die ausgefüllten Formulare zusammen mit dem Überweisungsschein des Hausarztes vor dem Beginn der Beratung einzureichen. Anfang März stellte sich Herr K. in der Praxis vor. Im Rahmen der Ernährungsberatung wurde eine ausführliche Anamnese durchgeführt, wobei auch die Daten aus den kardiovaskulären und labordiagnostischen Untersuchungen seines Hausarztes (siehe Tabelle 1) berücksichtigt wurden.

Tabelle 1 Anamnese Herr K.

Körperliche Untersuchung	
Größe (m)	172
Gewicht (kg)	103
Body Mass Index (BMI) (kg/m²)	34,82 (103 kg / 1,72 m² = 34.82)
Taillenumfang	Erhöht
Blutdruck	140/95 Millimeter-Quecksilbersäule (mmHg)
Labordiagnostische Untersuchung	
TG Millimol pro Liter (mmol/L)	2,0
Familienanamnese	
Vater	Diabetes mellitus Typ II
Mutter	Verstorben an einem Herzinfarkt in jungen Jahren
Geschwister	Bruder leidet an Hypertonie
Retrospektive Ernährungsanamnese	
Essverhalten	Unregelmäßig und in großen Mengen
Trinkverhalten	Regelmäßiger Alkoholkonsum / 3 Bier pro Tag
Weiterführende Anamnesedaten	
Körperliche Aktivitäten	Betreibt keinerlei Sport, generell wenig Bewegung
Beruf	Sitzend 8–10 Stunden täglich, hoher Stresslevel
Nikotin	Starker Raucher, bis 20 Zigaretten täglich
Sonstiges	Fühlt sich oft matt und müde, hat häufig Kopfschmerzen, angeschwollene Beine unterhalb der Knie, keine Varizen

Quelle: Eigene Darstellung

2.2 Analyse der vorliegenden Anamnesedaten

Anhand der erhobenen Anamnesedaten ist es möglich, die individuellen Parameter von Herrn K. auszuwerten. Durch die Analyse kann ein erste Verdachtsdiagnose der möglichen Ursachen für die vorliegenden Beschwerden von Herrn K. gewonnen werden.

2.2.1 Body Mass Index

Zur Bestimmung des Gewichtsstatus von Herrn K. dient der Body Mass Index (BMI), der das Verhältnis von Körpergewicht und Körpergröße im Quadrat (kg/m^2) wiedergibt. Ein BMI zwischen 25 und 29,9 kg/m^2 wird als Übergewicht klassifiziert, während ein BMI von 30 kg/m^2 oder höher als Adipositas gilt (Deutsche Adipositas-Gesellschaft et al., 2014, S. 15). Basierend auf dem berechneten BMI wurde ermittelt, dass Herr K. noch knapp in die Kategorie Adipositas Grad I fällt (siehe Tabelle 2).

Tabelle 2 Einteilung BMI für Erwachsene

Klassifikation	BMI (kg/m^2)
Normalgewicht	18,5–24,9
Präadipositas	25,0–29,9
Adipositas Grad I	30,0–34,9
Adipositas Grad II	35,0–39,9
Adipositas Grad III	$\geq 40,0$

Quelle: In Anlehnung an Biesalski et al., 2018, S. 451

2.2.2 Taillenumfang

Die beste Korrelation zur Fettverteilung im Körper zeigt sich durch die Messung des Taillenumfangs. Eine problematische Fettverteilung liegt vor, wenn der Taillenumfang die Grenzwerte gemäß Tabelle 3 überschreitet (Weimann et al., 2019, S. 296). Basierend auf den übermittelten Daten des Hausarztes besteht bei Herrn K. ein erhöhter Taillenumfang, exakte Messdaten wurden nicht übermittelt, somit ist eine genaue Klassifizierung von Herrn K. nicht möglich.

Tabelle 3 Taillenumfang und Risiko für Stoffwechselerkrankungen

Risiko für kardiovaskuläre Komplikationen	Taillenumfang in cm	
	Männer	Frauen
erhöht	≥ 94	≥ 80
deutlich erhöht	≥ 102	≥ 88

Quelle: In Anlehnung an Weimann et al., 2019, S. 296

2.2.3 Blutdruck

Das Risiko für kardio- und zerebrovaskuläre Erkrankungen korreliert exponentiell mit der Höhe des Blutdrucks (Blum & Müller, 2020, S. 745). Da lediglich eine Messung bei Herrn K. durchgeführt wurde, kann derzeit nicht mit Sicherheit von einer Hypertonie Grad I ausgegangen werden. Wenn jedoch mindestens zwei weitere Messungen an unterschiedlichen Tagen durchgeführt werden und der erhöhte Blutdruckwert sich bestätigt, würde dies den Verdacht auf eine manifeste Hypertonie (siehe Tabelle 4) bei Herrn K. bestätigen (Blum & Müller, 2020, S. 745).

Tabelle 4 Klassifikation von Blutdruckbereichen

Kategorie	Systolischer Blutdruck (mmHg)	Diastolischer Blutdruck (mmHg)
optimaler Blutdruck	< 120	< 80
normaler Blutdruck	< 130	< 85
noch normaler Blutdruck	130–139	85–89
Grad I: leichte Hypertonie	140–159	90–99
Grad II: mittelschwere Hypertonie	160–179	100–109
Grad III: schwere Hypertonie	> 180	> 110

Quelle: In Anlehnung an Blum und Müller, 2020, S. 746 und Weber, 2019, S. 5

2.2.4 Triglyceride

Eine moderat erhöhte Konzentration von TG im Plasma kann ein Indiz dafür sein, dass Remnant-Partikel im Blut vorhanden sind. Diese Partikel spielen eine kausale Rolle in der Entstehung von Atherosklerose (Blum & Müller, 2020, S. 217). Ein TG-Spiegel über 1000 mg/dl (> 11,4 mmol/l) erhöht das Risiko für eine akute Pankreatitis (Parhofer & Laufs, 2019, S. 825). Basierend auf den Laborergebnissen des Hausarztes besteht bei Herrn K. eine moderate Hypertriglyceridämie (siehe Tabelle 5).

Tabelle 5 Klassifikation von Hypertriglyceridämien

Kategorie	Triglyceridwerte
Normalbefund	< 150 mg/dL (< 1,7 mmol/L)
moderate Hypertriglyceridämie	150–100 mg/dL (1,7–11,4 mmol/L)
schwere Hypertriglyceridämie	> 1000 mg/dL (> 11,4 mmol/L)

Quelle: In Anlehnung an Parhofer und Laufs, 2019, S. 826

2.2.5 Alkohol

Alkohol gehört zu den gesicherten Ursachen, die das Auftreten einer Hypertonie begünstigen. Bereits der Konsum von ein bis zwei Getränken pro Tag führt zu einem signifikanten Anstieg des systolischen Blutdrucks (Biesalski et al., 2018, S. 837). Um das Risiko des Alkoholkonsums zu bewerten, wurden auf Grundlage neuerer epidemiologischer Untersuchungen verschiedene Konsumklassen definiert (siehe Tabelle 6). Diese orientieren sich an nationalen und internationalen Diagnostikinstrumenten (Amann et al., 2020, S. 8). Der Alkoholkonsum von Herrn K. ist in die Kategorie des riskanten Alkoholkonsums einzustufen.

Tabelle 6 Klassifikation Alkoholkonsum

Kategorie	Trinkmenge	
	Männer	Frauen
risikoarmer Konsum	24 g/Tag (2 Bier à 0,3 l) 5 x die Woche	12 g/Tag (1 Bier à 0,3 l) 5 x die Woche
riskanter Alkoholkonsum	> 24 g/Tag	> 12 g/Tag
Rauschtrinken (‚binge drinking')	5 oder mehr Getränke innerhalb kurzer Zeit	4 oder mehr Getränke innerhalb kurzer Zeit

Quelle: In Anlehnung an Amann et al., 2020, S. 8

3 Der Gesundheitszustand

3.1 Einschätzung des Gesundheitszustandes von Herrn K.

Nach der ausführlichen Auswertung der Anamnesedaten von Herrn K. wurde festgestellt, dass einige wichtige Laborparameter für eine endgültige Einschätzung seines Gesundheitszustandes fehlen. Diese fehlenden Parameter werden beim Hausarzt nachgefordert. In der Zwischenzeit erfolgt eine vorläufige Einschätzung des Gesundheitszustandes auf Basis der vorliegenden Parameter und der bekannten Familienanamnese. Es ist jedoch zu betonen, dass diese vorläufige Einschätzung möglicherweise nicht vollständig aussagekräftig ist und aufgrund fehlender Parameter korrigiert werden muss. Sobald alle erforderlichen Laborparameter vorliegen, kann eine umfassendere Beurteilung des Gesundheitszustandes von Herrn K. vorgenommen werden. Es ist essenziell, dass der Hausarzt die fehlenden Parameter schnellstmöglich bereitstellt, um eine genaue Einschätzung des Gesundheitszustandes von Herrn K. zu gewährleisten.

3.2 Fehlende Laborparameter

Wie bereits in Kapitel 3.1 erläutert wurde, ist die Kenntnis der Familienanamnese von großer Bedeutung für eine umfassende Beurteilung des Gesundheitszustandes. Aus diesem Grund werden nachfolgende Parameter benötigt, um mögliche familiäre Risikofaktoren von Herrn K. frühzeitig zu erkennen bzw. um geeignete Maßnahmen zur Behandlung oder zur Prävention einzuleiten.

3.2.1 Blutglucoseparameter

Da aus der Familienanamnese zu entnehmen ist, dass der Vater von Herrn K. an Diabetes mellitus Typ II leidet, ist eine Basisdiagnostik für eine Diabeteserkrankung bei Herrn K. unumgänglich. Nach internationaler Konvention von Diabetes-Fachgesellschaften handelt es sich um Diabetes mellitus, wenn:

- der HbA1c-Wert im Vollblut ≥ 6,5 % aufweist,
- die Nüchternplasmaglucose bei zwei unabhängigen Messungen ≥ 126 mg/dl aufweist,
- der orale Glucosetoleranztest Blutzuckerwerte ≥ 200 mg/dl aufweist (Hahn et al., 2016, S. 786).

3.2.2 Herzparameter

Da Herr K. oft unter angeschwollenen Beinen leidet, wird der Wert N-Terminal pro-Brain Natriuretic Peptide (NT-pro BNP) nachgefordert, um eine Herzinsuffizienz auszuschließen (Blum & Müller, 2020, S. 716).

- Der NT-pro-BNP-Wert ab 85 Pikogramm pro Milliliter (pg/ml) kann bei Männern unter 50 Jahren auf eine Herzinsuffizienz hindeuten (DocCheck, 2022).

3.2.3 Leberparameter

Da Herr K. an Übergewicht leidet und einen erhöhten Alkoholkonsum hat, werden die Leberparameter Glutamat-Oxalacetat-Transferase (GOT), Glutamat-Pyruvat-Transaminase (GPT) und gamma-Glutamyltranspeptidase (gamma-GT) nachgefordert. Erhöhte Normwerte könnten auf eine Fettleber hinweisen (Schaenzler & Bieger, 2009, S. 88–95).

- GOT-Normwert für Männer 10–50 Units pro Liter (U/l)
- GPT-Normwert für Männer ≤ 23 U/l
- Gamma-GT-Normwert für Männer bis 66 U/l (Stephan, 2019)

3.2.4 Lipidparameter

Um bei Herrn K. die Risiken anhand der AGLA-Risiko-Scores abschätzen zu können und um festzustellen, ob eine Dyslipoproteinämie vorliegt, werden nachfolgende Serumlipid- und Lipoproteinwerte angefordert:

- Gesamtcholesterin < 200 mg/dl,
- HDL-Normwert bei Männern ≥ 60 mg/dl,
- LDL-Normwert < 130 und
- Lipoprotein A-Normwert < 300 mg/L (Blum & Müller, 2020, S. 228; Hahn et al., 2016, S. 840).

3.2.5 Nierenparameter

Um eine hyperurikämische Erkrankung bei Herrn K. auszuschließen, die durch erhöhten Konsum von purinhaltigen Lebensmitteln oder Alkohol verursacht werden kann, ist es erforderlich, den Harnsäurespiegel im Blut zu messen (Hahn et al., 2016, S. 450, 870).

- Hyperurikämie besteht bei Werten über 6,5 mg/dl (Schaenzler & Bieger, 2009, S. 99).

3.2.6 Schilddrüsenparameter

Angesichts der Symptome von Herrn K., wie Müdigkeit, Übergewicht und Ödemen, muss der Thyreoidea-stimulierende Hormon(TSH)-Spiegel gemessen werden. Dieser Wert kann auf eine mögliche Hypothyreose hinweisen (Starostzik, 2019, S. 22).

- Ein Wert > 4,0 milli U/l wird als erhöht definiert (Schübel et al., 2016, S. 7).

3.3 Risikoabschätzung

Bei Herrn K. wurden aus den zugrundeliegenden Anamnesedaten verschiedene gesundheitliche Risikofaktoren identifiziert. Dazu zählen Adipositas Grad I, ein erhöhter Taillenumfang, eine mögliche Hypertonie Grad I, eine moderate Hypertriglyceridämie und ein riskanter Alkoholkonsum. Zusätzlich ist die familiäre Vorbelastung relevant: Die Mutter ist früh an einem Herzinfarkt verstorben, der Bruder leidet an Bluthochdruck und der Vater hat Diabetes. Vor diesem Hintergrund wird eine 10-Jahre-Risikoabschätzung mittels der AGLA-Risiko-Score-Tabelle berechnet. Mit diesem

Risikoscore lässt sich das absolute Risiko in % berechnen, innerhalb von 10 Jahren ein tödliches Koronarereignis oder einen nichttödlichen Myokardinfarkt zu erleiden. Für die Berechnung des Risikos sind folgende Angaben notwendig: Alter, Geschlecht, systolischer Blutdruckwert, Rauchverhalten, Herzinfarkt in der Familie, Lipidwerte für LDL, HDL und TG in der Einheit mmol/l (Fuchs, 2023). Da bei Herrn K. die Parameter für LDL und HDL ausständig sind, kann noch keine endgültige Berechnung durchgeführt werden. Ein erster Wert ergibt ein mögliches ein- bis zweiprozentiges 10-Jahres-Risiko (siehe Tabelle 7).

Tabelle 7 AGLA-Risikoscore

Alter / Jahre		Systolischer Blutdruck (mmHg)		LDL-Cholesterin (mmol/l)		Triglyzeride (mmol/l)	
35-39	0	<120	0	<2,6	0	<1,15	0
40-45	6	120-139	2	2,6-3,4	5	1.15-1,72	2
46-50	11√	140-159	4√	>3,4-4,2	9	>1,72-2,3	3√
51-55	16	160-189	7	>4,2-5,0	13	>2,3	4
56-60	20	>189	10	>5,0	18		
<60	23						
Zigarettenraucher		**Pos. Familienanamnese**		**HDL-Cholesterin (mmol/l)**		**10-Jahres-Risiko in %**	
Nein	0	Nein	0	<0,9	10	0-24P. <1	
Ja	8√	Ja	4√	0,9-1,15	7	25-32P. 1-2√	
				>1,15-1,4	4	33-41P. 2-5	
				>1,4	0	42-49P. 5-10	
1. Punktewerte je Risikofaktor		**2. Addition der Punkte aller Risikofaktoren**		**3. Absolutes 10-Jahres-Risiko für ein akutes Koronarereignis nach Punkten**		50-58P. 10-20 >58P. >20	

Quelle: In Anlehnung an Leibundgut, 2011

3.4 Metabolisches Syndrom

Obwohl eine endgültige Risikoanalyse bei Herrn K. aussteht, zeigt sich bei ihm eine Häufung kardiovaskulärer Risikofaktoren. Das gemeinsame Auftreten dieser Risikofaktoren in Verbindung mit zu Adipositas führenden Umweltfaktoren, wie Überernährung und Bewegungsmangel, wird laut Biesalski als metabolisches Syndrom bezeichnet. Zugrunde liegt diesem Syndrom eine Insulinresistenz, die auch bei Herrn K. aufgrund seines Lebensstils sehr wahrscheinlich ist (Biesalski et al., 2018, S. 661). Zusammenfassend lässt sich mit hoher Wahrscheinlichkeit sagen, dass Herr K. an einem metabolischen Syndrom leidet. Obwohl noch nicht alle Parameter für eine definitive Diagnose vorliegen, wird präventiv mit einer Anpassung des Lebensstils und der Ernährung begonnen.

4 Therapie

4.1 Therapieziele für Herrn K.

Aufbauend auf die voraussichtliche Diagnose ‚metabolisches Syndrom' wird bei Herrn K. in der ersten Therapiephase eine Gewichtsreduktion anhand konservativer Maßnahmen angestrebt. In der zweiten Phase ist die langfristige Gewichtsstabilisierung entsprechend der aktuellen S 3 Leitlinie Adipositas das Ziel (Deutsche Adipositas-Gesellschaft et al., 2014).

Die Therapieziele für Herrn K. müssen für ihn realistisch und seinen individuellen Bedingungen sowie Wünschen angepasst werden. Als Therapiekonzept ist vor allem das konservative ‚Basisprogramm', bestehend aus Ernährungs-, Bewegungs- und Verhaltenstherapie, von Bedeutung. Da die Adipositas als chronische Erkrankung mit hoher Rezidivneigung anzusehen ist, muss über die eigentliche Phase der Gewichtsabnahme hinaus eine langfristige Gewichtskontrolle sichergestellt werden (Biesalski et al., 2018, S. 638). Dabei sollte eine mäßige Gewichtssenkung um > 5 % des Ausgangsgewichts bei Herrn K's BMI von 34,82 kg/m² innerhalb eines Jahres dem Streben nach Ideal- oder Normalgewicht vorgezogen werden (Biesalski et al., 2018, S. 662). Folgende in Tabelle 8 zu sehende Ziele können bei der Therapie von Herrn K. im Einzelnen definiert werden.

Tabelle 8 Therapieziel Herr K.

- Langfristige Senkung des Körpergewichts
- Verbesserung von Risikofaktoren und Krankheiten, die mit Adipositas assoziiert sind
- Verbesserung des Gesundheitsverhaltens, insbesondere hinsichtlich einer angemessenen Ernährung und regelmäßigen Bewegung
- Reduzierung von Arbeitsunfähigkeit und frühzeitiger Berentung
- Stärkung der Selbstmanagementfähigkeit und Stressbewältigungskompetenz
- Verbesserung der Lebensqualität

Quelle: In Anlehnung an Biesalski et al., 2018, S. 638

4.2 Berechnung des Gesamtenergiebedarfs für Herrn K.

Der BMI für ein Normalgewicht liegt im Bereich von 18,5 bis 24,9 kg/m² (Föller et al., 2021, S. 124). Basierend darauf liegt das Idealgewicht von Herrn K. zwischen 55 und 73 Kilogramm. Aus diesem Grund werden ein Zielgewicht von 70 Kilogramm und ein entsprechender BMI von 23,7 langfristig angestrebt. Anhand dieses BMI-Wertes kann in weiterer Folge der Energiebedarf von Herrn K. bestimmt werden. Vor der Berechnung des Gesamtenergiebedarfs von Herrn K. ist es notwendig, den Grundumsatz zu ermitteln. Hierfür wird die Harris-Benedict-Formel für Männer herangezogen. Nach der Bestimmung des Grundumsatzes wird mithilfe des *physical activity level* (PAL) der Gesamtenergiebedarf ermittelt (Müller & Pfefferkorn, 2015, S. 289–299). Wenn der Gesamtenergiebedarf von Herrn K. bekannt ist, können die entsprechenden Maßnahmen zur Anpassung der Ernährung und der Lebensstiländerung getroffen werden, um das angestrebte Zielgewicht zu erreichen.

Grundumsatz: 66,5 + 13,8 x Gewicht + 5 x Größe - 6,8 x Alter (Biesalski et al., 2018, S. 83)

Grundumsatz Herr K.: 66,5 + 13,8 x 70 + 5 x 172 – 6,8 x 48 = 1566 kcal/Tag

Gesamtenergiebedarf: kcal/Tag x 1,4 PAL / Büroangestellte (Müller & Pfefferkorn, 2015, S. 290)

Gesamtenergiebedarf Herr K.: 1566 kcal/Tag x 1,4 = 2192 kcal/Tag

Um das Körpergewicht von Herrn K. zu verringern, empfiehlt die S3 Leitlinie eine Reduktionskost, die ein tägliches Energiedefizit von 500 kcal/Tag anstrebt (Deutsche Adipositas-Gesellschaft et al., 2014, S. 47). Für die Erstellung des Ernährungsplans von Herrn K. ist es wichtig, seinen Gesamtenergiebedarf zu berücksichtigen, der nun bei **1700 kcal /Tag** liegt.

4.3 Ernährungsempfehlung anhand vorliegender Werte

Im Hinblick auf die Krankheitsbilder von Herrn K. werden vor der Erstellung eines individuellen Ernährungsplans die Leitlinien bezüglich seiner Erkrankungen berücksichtigt. Die Leitlinien bieten klare Empfehlungen für Herrn K. und bilden eine Grundlage für die Erstellung seines Ernährungsplanes.

Für die Behandlung von Hypertonie existieren eindeutige Empfehlungen. Eine Ernährung, die arm an Salz ist und sich durch den Verzehr von kaliumreichen Lebensmitteln auszeichnet, kann dazu beitragen, den Blutdruck zu senken (Schmidbauer et al., 2020, S. 810). Zusätzlich sollte der Alkoholkonsum reduziert werden (Weber, 2019, S. 7).

Leitlinien für Dyslipidämien raten Patienten mit einer Hypertriglyceridämie, auf Alkohol zu verzichten. Genauso sollte der Verzehr von zuckerhaltigen Getränken und Lebensmitteln, insbesondere Softdrinks, begrenzt werden, vor allem bei gleichzeitigem Bestehen von Übergewicht oder Diabetes (European Society of Cardiology & Deutsche Gesellschaft für Kardiologie, 2019, S. 37).

Bei Adipositas empfehlen die Leitlinien Herrn K. eine hypokalorische Reduktionskost, die dennoch ausgewogen und abwechslungsreich sein sollte. Eine solche Ernährung sollte reich an Gemüse, Obst, Vollkornprodukten und fettarmen Proteinen sein. Es ist auch wichtig, den Verzehr von zuckerhaltigen Lebensmitteln und Getränken zu begrenzen (Deutsche Adipositas-Gesellschaft et al., 2014, S. 50–52).

4.4 Individueller Ernährungsplan für Herrn K.

Im Rahmen des hypokalorischen Ernährungsplans für Herrn K. erfolgt eine Aufteilung der zuvor berechneten täglichen Kalorienzufuhr von 1700 kcal auf insgesamt 3 Hauptmahlzeiten und 2 Zwischenmahlzeiten (siehe Tabelle 9). Die Verteilung der Makronährstoffe setzt sich wie folgt zusammen: Kohlenhydrate machen 40–55 % der Energieprozente (En %) aus, wobei der Anteil an Ballaststoffen bei 30 g pro Tag liegt. Proteine sind zu 15 % En % enthalten und Fette machen 30–35 En % aus (Hauner et al., 2019, S. 387–392).

Tabelle 9 Individueller Ernährungsplan, Herr K.

Mahlzeit	Lebensmittel	Menge (g) (ml)	Energie (kcal)	Kohlen- hydrate (g)	Ballaststoffe (g)/	Proteine (g)	Fette (g)	Salz (g)
Frühstück	Kaffee	200	4,0	0,6	0,0	0,4	0,0	0,0
Frühstück	Joghurt	140	96,6	6,1	0,0	5,4	5,3	0,2
Müsli	Haferflocken	150	132,0	21,2	3,4	4,7	2,2	0,0
	Himbeeren	75	32,3	3,6	3,5	1,0	0,2	0,0
	Kiwi	80	49,6	7.3	3,1	0,8	0,5	0,0
	Leinsamen	5	24,4	0,4	1,1	1,1	1,8	0,0
Summe		650	338,9	39,2	11,1	13,4	10,0	0,2
	Banane	150	139,5	30,0	3,0	1,7	0,3	0,0
Jause	Birne	150	87,0	18,6	4,2	0,7	0,4	0,0
	Walnüsse	20	144,6	1,2	0,9	3,2	14,1	0,0
	Wasser	250	0,0	0,0	0,0	0,0	0,0	0,0
Summe		570	371,1	49,8	8,1	5,6	14,8	0,0
	Süßkartoffel	150	169,5	34,8	4,6	2,4	0,9	0,0
Mittagessen	Hühnerbrust	90	98,1	0,0	0,0	23,0	0,5	0,1
Huhn mit	Gemüse	170	76,5	10,4	5,6	4,6	0,5	0,0
Süßkartoffel	Olivenöl	10	88,4	0,0	0,0	0,0	10,0	0,0
Dessert:	Joghurt	220	151,8	9,6	0,0	8,5	8,3	0,3
Joghurt mit	Heidelbeeren	75	34,5	4,5	3,7	0,5	0,5	0,0
Obst	Honig	20	61,2	15,0	0,0	0,1	0,0	0,0
	Kräutertee	200	2,0	0,4	0,0	0,0	0,0	0,0
Summe		735	682,0	74,7	13,9	39,1	20,7	0,4
	Avocado- creme	50	80,5	1,7	1,6	0,8	7,6	0,2
Snack	Karotten gedünstet	50	31,5	2,4	1,2	0,4	2,0	0,2
	Pfefferminztee	200	2,0	0,4	0,0	0,0	0,0	0,0
Summe		300	114,0	4,5	2,8	1,2	9,6	0,4
	Vollkornbrot	60	127,8	23,2	4,9	4,4	0,7	0,5
Abendessen	Frischkäse	50	43,5	1,9	0,0	6,4	1,0	0,1
Brote mit	Avocado	25	34,5	0,9	1,0	0,3	3,1	0,0
Frischkäse	Paprika	60	25,8	3,8	2,2	0,8	0,3	0,0
u. Gemüse	Radieschen	60	10,2	1,3	0,9	0,6	0,1	0,0
	Tomaten	60	12,0	1,6	0,8	0,6	0,1	0,0
	Zucchini	60	13,8	1,4	0,7	1,2	0,2	0,0
	Gewürzgurke	50	11,5	1,4	0,5	0,6	0,1	1,1
	Wasser	250	0,0	0,0	0,0	0,0	0,0	0,0
Summe		675	279,1	35,5	11,0	14,9	5,6	1,7
Zufuhr		2930	1785,1	203,7	46,9	74,2	60,7	2,7
Empfehlung			1700,0	212,5	30,0	63,8	66,1	<5,0
Differenz			+85,1	-8,8	+16,9	+10,4	-5,4	-2,3

Quelle: Eigene Darstellung mit Snics – Ernährungssoftware

Ergänzend zur im Ernährungsplan empfohlenen Flüssigkeitszufuhr von 900 ml pro Tag sollte Herr K. eine zusätzliche Menge von mindestens 600 ml aufnehmen, wobei Wasser und Tee als bevorzugte Quellen empfohlen werden (Biesalski et al., 2018, S. 247).

5 Bewegungs- und Verhaltenstherapie

Ein bedeutender Bestandteil der Therapie von adipösen Patienten ist die Bewegungstherapie. Das Ziel dieser Therapie besteht darin, den täglichen Energieverbrauch zu erhöhen und das Risiko für kardiovaskuläre Erkrankungen zu senken. Herrn K. wird daher geraten, Aktivitäten wie Gartenarbeit, Stiegen steigen und Aufräumen, aber auch sportliche Aktivitäten wie Skifahren, Tennisspielen oder Spazierengehen im Ausmaß von mindestens 150 Minuten pro Woche in seinen Tagesablauf zu integrieren (Deutsche Adipositas-Gesellschaft et al., 2014, S. 52; Widhalm, 2020, S. 391). Zusätzlich zur Bewegungstherapie wird ihm zu einer Verhaltenstherapie geraten. Diese Therapie kann dazu beitragen, dass es zu langfristigen Verhaltensänderungen bei Herrn K. kommt, die einen gesünderen Lebensstil begünstigen. In der vorgeschlagenen Verhaltenstherapie spielt Selbstbeobachtung von Verhalten und Fortschritt eine zentrale Rolle. Er wird in dieser Therapie mithilfe regelmäßiger Selbstkontrolle seines Gewichtes, seiner Essmenge und -struktur sowie von seiner körperlichen Bewegung auslösende und aufrechterhaltende Bedingungen kennenlernen. Des Weiteren wird ihm eine Tagebuchführung nahegelegt, diese kann ihm dabei helfen, Besonderheiten herauszuarbeiten. Dabei können positive Veränderungen als Verstärker wirken. Abschließend wird Herrn K. empfohlen, Freunde, Familienmitglieder und Arbeitskollegen in den Prozess einzubeziehen, um die Wirksamkeit der Therapie zu erhöhen (Deutsche Adipositas-Gesellschaft et al., 2014, S. 52–57).

Zusätzlich zur Bewegungs- und Verhaltenstherapie sollte eine regelmäßige Überprüfung der Fortschritte von Herrn K. bei der Ernährungstherapeutin erfolgen und gegebenenfalls sollten Anpassungen in der Ernährungstherapie vorgenommen werden, um eine erfolgreiche Behandlung zu gewährleisten.

6 Fazit und Diskussion

In der Fallstudie von Herrn K. wird verdeutlicht, wie komplex und herausfordernd die Behandlung von übergewichtigen Patienten ist. Durch die Anamnese und Analyse der vorliegenden Daten konnte der Gesundheitszustand von Herrn K. eingeschätzt werden, auch eine Risikobewertung konnte durchgeführt werden. Dabei erschwerten einige fehlende Laborparameter eine genaue Diagnose. Die Therapieziele für Herrn K. wurden basierend auf einer Berechnung des Gesamtenergiebedarfs erstellt und beinhalten neben einer Ernährungsempfehlung unter Berücksichtigung der Leitlinien auch einen individuellen Ernährungsplan für einen Tag. Es wurde zudem geraten, eine Bewegungs- und Verhaltenstherapie mit einer langfristigen Ernährungstherapie zu kombinieren. Insgesamt zeigt die vorliegende Fallstudie, wie wichtig eine individuelle, multidisziplinäre und evidenzbasierte Therapie für Patienten mit Adipositas ist, um das Risiko für Begleiterkrankungen zu verringern.

IV Literaturverzeichnis

Amann, K., Arens, J., Baum, E., Beutel, M., Bilke-Hentsch, O., Bischof, G. & Bonnet, U. (2020). *S3-Leitlinie: „Screening, Diagnose und Behandlung alkoholbezogener Störungen"* (AWMF-Register Nr. 076-001). Arbeitsgemeinschaft der Wissenschaftlichen Medizinischen Fachgesellschaften. https://register.awmf.org/assets/guidelines/076-001k_S3-Screening-Diagnose-Behandlung-alkoholbezogene-Stoerungen_2021-02.pdf

Biesalski, H.-K., Bischoff, S. C., Pirlich, M. & Weimann, A. (Hrsg.). (2018). *Ernährungsmedizin: Nach dem Curriculum Ernährungsmedizin der Bundesärztekammer* Thieme. https://doi.org/10.1055/b-004-132260

Blum, H. E. & Müller, D. (Hrsg.). (2020). *Klinische Pathophysiologie* (11. Aufl.). Thieme. https://doi.org/10.1055/b000000121

Blumenschein, B. & Klein, S. (Hrsg.). (2019). *Erfolgreich selbstständig als Ernährungsfachkraft* (2. Aufl.). Thieme. https://doi.org/10.1055/b-006-162307

Deutsche Adipositas-Gesellschaft, Deutsche Diabetes Gesellschaft, Deutsche Gesellschaft für Ernährung & Deutsche Gesellschaft für Ernährungsmedizin. (2014). *Interdisziplinäre Leitlinie der Qualität S3 zur „Prävention und Therapie der Adipositas"* (AWMF-Register Nr. 050-001). Arbeitsgemeinschaft der Wissenschaftlichen Medizinischen Fachgesellschaften. https://register.awmf.org/assets/guidelines/050-001l_S3_Adipositas_Pr%C3%A4vention_Therapie_2014-11-abgelaufen.pdf

Deutsche Gesellschaft für Ernährung. (2014). *Gesundheitsrisiko Adipositas.* https://www.dge.de/uploads/media/DGE-Pressemeldung-intern-22-2014-adipositas-ef.pdf

DocCheck. (2022). BNP. In *DocCheck Flexikon.* https://flexikon.doccheck.com/de/NT-proBNP

European Society of Cardiology & Deutsche Gesellschaft für Kardiologie. (2019). *ESC/EAS Pocket Guidelines: Diagnostik und Therapie der Dyslipidämien* (2. Aufl.). Börm Bruckmeier. https://leitlinien.dgk.org/files/19_2019_pocket_leitlinien_dyslipidaemien_korrigiert.pdf

Föller, M., Stangl, G. I. & Wätjen, W. (Hrsg.). (2021). *Ernährung – Physiologische und praktische Grundlagen.* Springer Spektrum.

Fuchs, H. (2023). *AGLA Risikorechner*. Swiss Atherosclerosis Association. https://www.agla.ch/de/rechner-und-tools/agla-risikorechner

Hahn, A., Ströhle, A., Wolters, M., Behrendt, I. & Heinen, D. (2016). *Ernährung: Physiologische Grundlagen, Prävention, Therapie* (3. Aufl.). Wissenschaftliche Verlagsgesellschaft.

Hauner, H., Beyer-Reiners, E., Bischoff, G., Breidenassel, C., Ferschke, M., Gebhardt, A., Holzapfel, C., Lambeck, A., Meteling-Eeken, M., Paul, C., Rubin, D., Schütz, T., Volkert, D., Wechsler, J., Wolfram, G. & Adam, O. (2019). *Leitfaden Ernährungstherapie in Klinik und Praxis (LEKuP)*. Aktuelle Ernährungsmedizin, 44(6), 384–419. https://doi.org/10.1055/a-1030-5207

Leibundgut, G. (2011). *AGLA Risiko-Score*. Schweizerische Herzstiftung. https://heartat-work.swissheart.ch/weitere-themen/agla-risiko-score/

Lückerath, E. & Müller, S.-D. (2014). *Diätetik und Ernährungsberatung: Das Praxisbuch* (5. Aufl.). Haug.

Müller, S.-D. & Pfefferkorn, K. (Hrsg.). (2015). *Berufs- und Beratungspraxis für Diätassistenten und Ernährungswissenschaftler* (2. Aufl.). Mainz.

Parhofer, K. G. & Laufs, U. (2019). Diagnose und Therapie der Hypertriglyceridämie. *Deutsches Ärzteblatt, 116*(49), 825–832. https://doi.org/10.3238/arztebl.2019.0825

Schaenzler, N. & Bieger, W. (2009). *Laborwerte: Alles über Normbereiche, Befunde und Co.* Gräfe und Unzer.

Schmidbauer, C., Hofstätter, G. & Stossier, H. (Hrsg.). (2020). *Mikronährstoff-Coach: Das große BIOGENA-Kompendium der Nährstoffe* (4. Aufl.). Verlagshaus der Ärzte.

Schübel, J., Voigt, K., Bündel, K.-H. & Bergmann, A. (2016). *Erhöhter TSH-Wert in der Hausarztpraxis: S2k-Leitlinie* (AWMF-Register Nr. 053-046). Arbeitsgemeinschaft der Wissenschaftlichen Medizinischen Fachgesellschaften. https://register.awmf.org/assets/guidelines/053-046l_S2k_erhoehter_TSH_Wert_2017-04-abgelaufen.pdf

Starostzik, C. (2019). Latente Hypothyreose: Wen und wann behandeln? *CME, 16*(3). https://doi.org/10.1007/s11298-019-7017-x

Stephan, H. (2019). *Blutwerte: Alle Laborwerte verständlich erklärt*. Grossesblutbild. https://www.grossesblutbild.de/blutwerte

Weber, T. (2019). *ESH/ESC-Guidelines zur arteriellen Hypertonie.* Berufsverband Österreichischer

Internisten. http://boei.or.at/wp-content/uploads/2020/10/INT1902.pdf

Weimann, A., Schütz, T., Ohlrich-Hahn, S., Fedders, M. & Grünewald, G. (2019). *Ernährungsmedi-*

zin, Ernährungsmanagement, Ernährungstherapie: Interdisziplinärer Praxisleitfaden für die

klinische Ernährung (2. Aufl.). Ecomed Medizin.

Widhalm, K. (Hrsg.). (2020). *Ernährungsmedizin* (4. Aufl.). Verlagshaus der Ärzte.

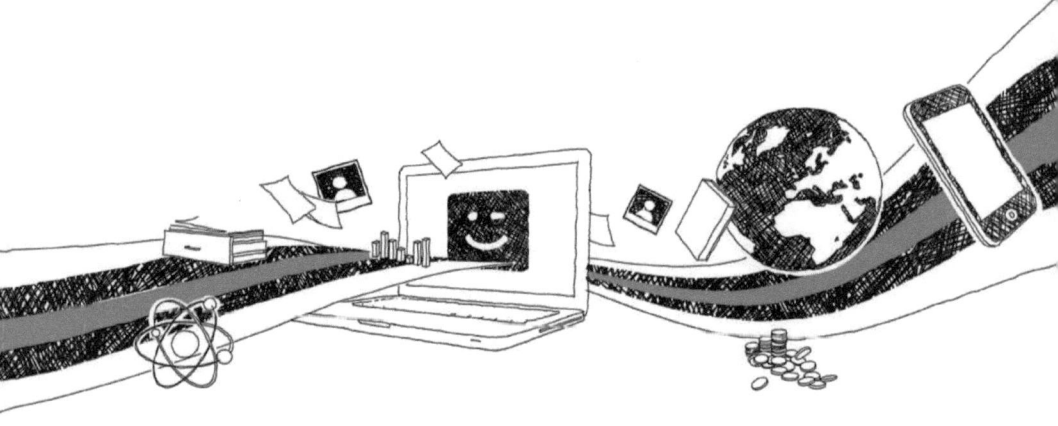
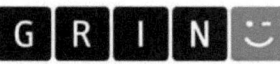